AF355667

MÉMOIRE

SUR LA CONSTRUCTION

DES LATRINES PUBLIQUES

ET SUR L'ASSAINISSEMENT DES LATRINES ET DES FOSSES
D'AISANCES.

IMPRIMERIE DE FAIN, PLACE DE L'ODÉON.

On souscrit pour les *Annales de l'Industrie*, chez BACHELIER, libraire, quai des Augustins, n°. 55. Le prix de la souscription est de 3o fr. pour Paris, 36 fr. pour les départemens; 42 fr. pour l'étranger, franc de port.

RAPPORT

DU

CONSEIL DE SALUBRITÉ,

SUR LA CONSTRUCTION

DES LATRINES PUBLIQUES

ET SUR L'ASSAINISSEMENT DES LATRINES ET DES FOSSES
D'AISANCES.

ADRESSÉ A M. G. DELAVAU, PRÉFET DE POLICE.

(Extrait des Annales de l'Industrie nationale et étrangère.)

———•———

A PARIS,

CHEZ BACHELIER, LIBRAIRE,

ÉDITEUR DES ANNALES DE L'INDUSTRIE NATIONALE ET ÉTRANGÈRE,

QUAI DES AUGUSTINS, N°. 55.

1822.

RAPPORT

DU CONSEIL DE SALUBRITÉ

SUR LA CONSTRUCTION DES LATRINES PUBLIQUES ET SUR L'ASSAINISSEMENT DES LATRINES ET DES FOSSES D'AISANCES.

MONSIEUR LE PRÉFET,

LES latrines publiques, dont l'utilité ne peut être contestée, avaient été, jusqu'à ces derniers temps, l'objet de réclamations vives et fondées de la part des voisins de ces établissemens. Ces latrines, commodes pour les passans, avaient en effet de graves inconvéniens pour les habitans des maisons environnantes, et l'odeur désagréable ainsi que les gaz délétères qu'elles exhalaient, avaient enfin mis l'autorité dans l'alternative ou de s'opposer à l'établissement d'une chose nécessaire au public, ou d'accorder une permission nuisible aux voisins de ces sortes de constructions.

Le Conseil de salubrité fut chargé, il y a six ans, de concilier des intérêts si opposés, et d'indiquer les moyens de pouvoir, sans inconvénient, augmenter le nombre des latrines publiques dans les grandes villes. Ce problème a été complétement résolu en 1816. Les latrines de l'hôpital Saint-Louis et les latrines publiques établies chez M. *Chénié*, rue des Filles-Saint-Thomas, en face de la rue des Colonnes, ont été construites d'après les indications données par le Conseil, et ont servi depuis lors de modèle. En exigeant que le système de construction qui y a été employé, soit suivi lors de la formation de nouveaux établissemens de ce genre, l'Autorité peut maintenant accorder autant de permissions qu'il en sera demandé, et contribuer sous ce rapport, sans aucun inconvénient, à l'assainissement de la ville et au bien être de ses habitans.

Les avantages évidens qui résultent du système de construction dont nous parlons et les heureux résultats obtenus en ce genre depuis 1816, ont déterminé votre prédécesseur à demander au Conseil de salubrité un rapport sur cette affaire et à l'inviter à traiter la question générale de l'assainissement des latrines et des fosses d'aisances, afin de mettre l'autorité à même de pouvoir prescrire l'application de ces moyens dans toutes les circonstances où elle se trouve consultée. C'est ce rapport, Monsieur le Préfet, que nous avons l'honneur de vous présenter.

Nous sommes, avec respect,

Monsieur le Préfet,

Vos très-humbles et très-obéissans serviteurs,

Les membres composant le Conseil,

S. Bérard, *maître des requêtes, vice-président.*

E. Pariset, *secrétaire.*

J.-J. Le Roux, Deyeux, Huzard, Dupuytren, Petit, d'Arcet, *rapporteur,* Marc, Girard, Pelletier, Huzard fils, *adjoint.,* le Dr. Juge, *membre honoraire.*

Approuvé par nous, Préfet de police,

Signé G. Delavau.

De l'assainissement des latrines et des fosses d'aisances.

Tout le monde sait qu'il est peu de maisons qui ne soient plus ou moins infectées par la mauvaise odeur qui s'exhale des latrines et que les gaz délétères qui se dégagent des fosses d'aisances présentent une cause puissante d'insalubrité que l'on doit éloigner avec soin des habitations.

On s'est beaucoup occupé de cet objet ; on a proposé une foule de moyens plus ou moins avantageux , mais presque tous incomplets , trop compliqués , nécessitant trop de soins ou de dépenses trop considérables , et il est de fait que jusqu'ici les architectes ont négligé le moyen le plus simple, le plus sûr , le moins coûteux et le plus indépendant de la volonté de l'homme d'assainir sous ce rapport nos habitations.

Ce moyen , bien connu , appliqué depuis long-temps à l'assainissement des galeries des mines , et tant de fois proposé pour renouveler l'air dans les hôpitaux , dans les puits et puisards infectés , etc. , consiste dans l'application de la ventilation par le moyen de l'échauffement de l'air. Mais pour obtenir le succès désirable il faut établir une ventilation forcée et continue ce qui ne s'est pas fait jusqu'à présent. Nous allons reprendre les choses de plus haut, et entrer à ce sujet dans tous les détails que nous croirons nécessaires pour faciliter l'adoption de ce moyen d'assainissement et pour en *populariser*, pour ainsi dire, l'usage.

Explication des Pl. 73, 74, 75, 76, 77 et 78.

Supposons un tuyau de tôle A B, *fig.* 1, placé verticalement et ouvert aux deux extrémités ; il est évident que si l'air est à la même température en A, en B et tout autour du tuyau, l'air contenu dans ce tuyau y sera stationnaire et sans mouvement ; mais si par un moyen quelconque on échauffe la colonne d'air renfermée dans le tuyau, cet air se dilatera, deviendra plus léger que l'air extérieur et montera de suite vers l'ouverture B avec une vitesse proportionnelle au degré de chaleur qu'on lui aura communiqué, l'air extérieur entrera dans le tuyau par l'ouverture inférieure A, s'échauffera, sortira par le haut du tuyau et fera place à une nouvelle quantité d'air qui suivra la même marche, ce qui établira dans le tuyau un courant ascensionnel qui continuera à avoir lieu tant qu'un point quelconque de ce tuyau sera plus échauffé que la masse d'air dans laquelle il est plongé.

Ajoutons maintenant au tuyau A B un coude A C D comme on le voit tracé à la *fig.* 2, et supposons que l'on échauffe, par un moyen quelconque, l'air contenu dans la partie verticale

B D , *fig.* 2 , du tube en tôle , il est évident
que cet air devenu plus léger tendra à monter
vers l'ouverture supérieure B du tuyau , et que
l'air extérieur se précipitera de suite dans le
tuyau par l'ouverture A , pour aller remplacer
dans le tube vertical B D , l'air échauffé qui en
sera sorti. Si l'échauffement de ce tube continue
à avoir lieu, cette nouvelle masse d'air s'échauffera , ira sortir en B , sera remplacée par de
nouvel air qui entrera dans le tuyau par l'ouverture A ; ce qui établira dans ce tuyau l'es-
pèce de courant dont nous allons nous servir
pour assainir les latrines soit publiques , soit
construites sur un plan moins vaste et pour l'u-
sage de nos maisons. En effet , si l'air extérieur
se précipite continuellement en A , *fig.* 2 , pour
parcourir toute la longueur du tuyau et aller
sortir par son extrémité B , il est certain que
tout ce qu'on voudra faire de puant ou d'insalubre au-dessus et même autour de l'ouverture
A ne se fera sentir qu'à l'extrémité supérieure
B du tuyau de tôle (1) ; on pourra donc établir,

---

(1) C'est d'après ce principe que *Dalesme* établit , en
1686 , son réchaud à flamme renversée. Le chauffage des
fours à porcelaine et de quelques fours à poteries , est opéré comme dans le fourneau de *Dalesme* en établissant ,
un courant d'air descendant sur le foyer et en renversant
la flamme dans les alandiers. Nous ajouterons que c'est en

en supposant que l'extrémité B du tuyau sorte en dehors du bâtiment, un siége de latrine en A sans risquer d'avoir de mauvaise odeur dans la pièce où ce siège sera placé et cet effet aura lieu tant qu'on échauffera une partie quelconque de l'air contenu dans le tuyau vertical B D, et tant qu'on introduira dans la pièce où se trouvera placé le siége A assez d'air pour fournir au courant ascensionnel établi dans le tuyau BD.

La *fig*. 3 présente une application de cette théorie (2). La partie horizontale C D du tuyau

---

partant de ce principe que les opérations de quelques arts ont été assainies ; en effet, en supposant le tuyau de tôle ABCD, *fig*. 2 , coupé en *e f*, il est évident que l'air étant chauffé dans le tuyau vertical B D pénétrera par l'ouverture horizontale G , et que tout ce qu'on pourra faire d'insalubre ou de puant en G ne produira aucun mauvais effet vers ce point, et ne deviendra sensible qu'à l'extrémité supérieure B du tuyau. C'est la théorie de l'assainissement des ateliers de doreurs , des soufroirs , des fourneaux de cuisine , des laboratoires de chimie et autres ateliers au sujet desquels il a été publié des instructions particulières , soit par le Conseil de salubrité , soit en particulier par un de ses membres.

(1) La *fig*. 16 est le plan général du bâtiment dont la *fig*. 3 présente la coupe verticale. Cette coupe est prise sur la ligne *a*, *b*, *fig*. 3.

On voit en L´, L´, L´, L´, le plan des quatre cabinets d'aisances : en A´, A´, A´, A´, le plan des siéges placés de tôle *fig.* 2 est ici remplacée par la fosse d'aisances H, représentée coupée dans le sens de sa longueur. La partie du tuyau A C devient le tuyau de chute sur lequel les siéges A et A' se trouvent placés, et le grand tuyau vertical B D est ici la cheminée d'appel au moyen de laquelle s'opère la ventilation forcée de la fosse et des latrines. En effet, si on échauffe l'air par un moyen quelconque dans la cheminée B D, *fig.* 3, il montera en B tandis que l'air extérieur entrera par les vasistas I, I' dans les cabinets L, L', se précipitera dans le tuyau de chute A C par les ouvertures des siéges A, A', traversera la fosse dans toute sa longueur, parcourra la cheminée d'appel B D dans toute sa hauteur, et ira se perdre dans l'atmosphère en B et au-dessus du toit.

On conçoit qu'un tel courant d'air régulièrement établi est le plus sur moyen d'assainissement que l'on puisse appliquer aux latrines. Ici

---

dans ces cabinets : en C, C, la coupe des tuyaux de chute, qu'on peut réunir en un seul comme l'indique l'élévation (*fig.* 3), en B, la coupe de la cheminée d'appel qni sert à établir la ventilation des siéges placés sur la fosse H, (*fig.* 3). Enfin R montre l'emplacement du poêle.

Dans la *fig.* 16, on a représenté le plan sur une échelle plus grande que l'élévation sur la *fig.* 3, afin d'en rendre toutes les parties plus intelligibles.

les siéges sont non-seulement rendus inodores par le système de ventilation continue , mais les cabinets même où ces siéges se trouvent placés, continuellement traversés par un courant d'air convenable, sont par-là même complétement assainis et désinfectés. Il est évident que dans ce système de construction la désinfection est d'autant plus complète qu'il passe plus d'air dans le cabinet et à travers la fosse; le vasistas doit donc rester toujours convenablement ouvert et l'ouverture des siéges ne doit jamais être entièrement fermée ; on ne doit donc pas mettre de bonde à la cuvette : il faut en laisser l'ouverture inférieure libre, et recouvrir seulement le siége d'une planche ou couvercle fermant mal , et permettant toujours à une petite portion d'air de pénétrer dans le tuyau de chute en s'introduisant par l'espace vide qui doit être ménagé entre le dessus du siége et son couvercle.

Voulant établir un courant d'air toujours suffisant pour opérer la désinfection complète de tous les cabinets d'une maison, il faut supposer tous les siéges découverts à la fois, ce qui est la chance la plus défavorable, et donner au tuyau d'appel BD dans toute sa hauteur une ouverture égale à la somme de toutes les ouvertures des siéges que l'on a à désinfecter, au moyen de ce tuyau. L'ouverture inférieure d'une cuvette demi-anglaise (1), en faïence, est ordinairement de 8 pouces carrés, ou de 59 centimètres carrés. Si l'on veut placer sur la fosse dix siéges garnis de ces cuvettes, par exemple, la cheminée d'appel que l'on établira pour les rendre inodores devra avoir autant que possible 80 pouces carrés, ou 586 centimètres carrés d'ouverture. En lui donnant ces dimensions, il faudra y porter moins de chaleur pour établir l'appel convenable et on aura l'avantage de pouvoir y accélérer fortement à volonté un puissant courant d'air, ce qui sera fort utile pour assainir la fosse, lors de son ouverture, et en rendre la vidange et les réparations exemptes de tout danger.

Quant à l'élévation à donner à la cheminée d'appel BD, il suffira de dire que cette cheminée doit porter les gaz puans et délétères au-dessus

---

(1) Les cuvettes connues sous la dénomination de *cuvettes demi-anglaises*, en faïence, et qui sont sans bondes, ont l'avantage de rendre les siéges propres, d'être faciles à nettoyer, de coûter peu cher, et doivent être employées de préférence dans la construction des latrines inodores. On fait de ces cuvettes en fonte ; elles sont plus solides, mais le nettoyage en est plus difficile, et elles ne peuvent convenir que dans le cas particulier où la grande propreté d'un siége est moins importante que sa solidité, comme dans les casernes, les pensions, les hôpitaux, les prisons, etc., etc.

du toit et le plus loin possible des fenêtres établies sur le comble, qu'il faut par conséquent la réunir, autant qu'on le pourra, à la souche de cheminée la plus élevée, ou l'adosser au pignon le plus haut de la maison. Cette grande élévation favorisera d'ailleurs le tirage de cette cheminée d'appel et donnera encore le moyen d'y entretenir avec moins de chaleur le courant d'air convenable; car, dans le cas où la cheminée d'appel ne pourra pas être montée plus haut que le siége le plus élevé, placé sur le tuyau de chute, la désinfection de ce siége ne pourra bien s'opérer qu'en forçant le feu dans le tuyau d'appel BD, ce qu'il faut tâcher d'éviter en élevant davantage ce tuyau toutes les fois que les localités permettront de prendre ce parti.

Une soupape placée sur la cheminée d'appel B D, servira, dans tous les cas, à y régler la vitesse du courant d'air de manière à ne pas refroidir et incommoder les personnes qui feront usage de ces latrines, et à n'établir juste sur les siéges que la ventilation convenable pour les rendre inodores.

L'air destiné à opérer la ventilation et à pénétrer par l'ouverture du siége dans la fosse, et delà dans la cheminée d'appel, doit être pris, comme nous l'avons déjà dit, au dehors du cabinet au moyen d'un bon vasistas placé autant que possible au nord sur une cour, sur une rue, ou sur un jardin. Il faut éviter, tant qu'on pourra, de placer ce vasistas dans une croisée ou sur un mur exposé au midi ou donnant sur un escalier, car dans ces deux cas la couche d'air échauffée le long du mur exposé au midi, ou la colonne d'air montant par suite de l'appel naturel que produit presque toujours une cage d'escalier, feraient, en passant devant le vasistas dont il est question, le vide dans le cabinet, tendraient à en tirer de l'air et contrebalanceraient souvent avec avantage l'appel opéré dans la cheminée B D qui alors, servant en sens contraire, favoriserait l'entrée de l'air extérieur dans la fosse d'où il passerait dans le cabinet qui en serait infecté.

Le même effet aurait lieu si la porte du cabinet fermait mal et qu'elle communiquât à des pièces où les fenêtres ou les portes seraient exactement fermées, et où les cheminées auraient un tirage plus fort que celui qui serait établi dans la cheminée d'appel B D, car alors l'air descendrait par cette cheminée B D, traverserait la fosse et le cabinet, et irait dans la pièce voisine fournir à la cheminée de cette pièce la masse d'air qu'y nécessiterait le tirage établi. C'est à cette cause qu'il faut attribuer le plus souvent la mauvaise odeur que les latrines répandent dans nos appartemens ; on peut y obvier complétement en faisant clore exactement les portes des cabinets d'aisances que l'on désinfecte au moyen de la ventilation forcée et continue (1).

On voit d'après ce qui vient d'être dit que lorsque les cabinets d'aisances sont placés soit dans des corridors, soit dans des chambres bien ventilées, ou dans lesquelles l'air extérieur circule facilement, il suffit de laisser pénétrer l'air dans ces cabinets par le bas de la porte, ce qui évite l'emploi du vasistas. On produit facilement cet effet en enlevant sur la traverse inférieure de la porte, dans toute sa largeur, une

---

(1) C'est pour obvier à cet inconvénient que nous avons conseillé de mettre double porte aux cabinets d'aisances des théâtres, de faire fermer exactement ces deux portes, si le vasistas est placé dans le cabinet, et de laisser au contraire au bas de la porte du cabinet une ouverture en long égale en surface à celle du vasistas, si l'on préfère placer ce vasistas dans le tambour ou petite antichambre formée par la séparation des deux portes. Il serait même utile, dans ce cas, de mettre un vasistas dans le tambour et un dans le cabinet d'aisances; on éviterait ainsi complétement, surtout en faisant l'antichambre un peu grande, l'influence nuisible que peut avoir l'appel formé par la chaleur du lustre, et qui, agissant en sens contraire de l'appel établi sur la fosse, tend à introduire la mauvaise odeur des latrines dans les corridors, et de là dans la salle. Dans tous les cas, la porte battante ouvrant sur le corridor doit être garnie de bourrelets en toile, afin de pouvoir se clore parfaitement.

bande de bois de 1 centimètre d'épaisseur. Le bas de cette porte restant ainsi éloigné du sol laisse pénétrer dans le cabinet une lame d'air qui, en le traversant pour se rendre par le siége dans la fosse, y produit la ventilation convenable. Nous n'insisterons pas davantage sur ces détails, il faudra toujours les approprier aux localités, et pour le faire avec succès, il suffira de se bien pénétrer du principe sur lequel repose ce genre de construction et de ne point agir en sens contraire.

Des moyens à employer pour établir, en tout temps ou à volonté, dans la cheminée d'appel **B D** *le courant d'air ascensionnel convenable.*

Nous avons dit que la ventilation des lieux d'aisances devait être, pour bien remplir le but que l'on se propose, continue et indépendante de la volonté des ouvriers ou des domestiques; rien n'est plus facile à obtenir lorsque l'on construit une maison. Il suffit, pour produire cet effet, de placer la fosse de manière à ce que le tuyau d'appel puisse être conduit derrière la plaque de fonte formant le *contre-cœur* d'une cheminée de cuisine, et à ce que cette cheminée d'appel formée de poteries, de tuyaux de fonte ou de simples languettes en plâtre, monte dans la cheminée de cuisine ou soit entourée des tuyaux des cheminées de divers étages jusqu'au haut de la souche de ces cheminées qu'elle doit même dépasser de deux mètres afin que l'air infect sortant de la fosse ne puisse, dans aucun cas, redescendre dans les appartemens en retombant dans ces tuyaux de cheminée. La description des *figures* 4, 5, 6 et 7 fera bien concevoir ces dispositions.

La *figure* 4 représente le plan d'un fourneau de cuisine salubre dont la description a été donnée dans le Tome IV des *Annales de l'industrie*, page 35; on voit en M le tuyau d'appel qui conduit l'air pris dans la fosse derrière la plaque de fonte N dans l'encaissement O où cet air doit s'échauffer.

La *fig*. 5 est une coupe en travers de la même cheminée de cuisine selon la ligne A B *fig*. 4, on y voit de même en O l'encaissement dans lequel l'air de la fosse est conduit par le tuyau M. Cet air s'échauffe contre la plaque de fonte N à laquelle est adossé le bois que l'on brûle dans la cheminée de la cuisine : l'air ainsi échauffé monte dans la cheminée d'appel B D, et la ventilation forcée se trouve ainsi établie sur la fosse et sur les siéges qui y sont placés.

En construisant la cheminée d'appel B D d'abord dans l'intérieur de la cheminée de la principale cuisine de la maison et en la dévoyant ensuite pour l'entourer aux étages supérieurs de quelques autres tuyaux des principales cheminées, on trouve l'avantage d'y établir en tout temps sans dépense, et sans avoir à s'en occuper, un courant d'air ascensionnel plus que suffisant (1). Lorsque les dimensions de la cheminée d'appel ont été bien calculées, lorsque cette cheminée s'élève plus haut que n'est placé, sur le tuyau de chute, le siége le plus élevé, le tirage s'établit très-facilement dans cette cheminée, car la moindre élévation de température suffit pour produire cet effet. La chaleur que conservent ou qu'acquièrent par leur décomposition les matières fécales introduites dans la fosse y opère d'ailleurs l'échauffement de l'air, et facilite déjà la détermination du courant ascensionnel dans la cheminée d'appel B D. L'ac-

---

(1) Nous recommandons de faire monter le tuyau de la cheminée d'appel dans toute la hauteur du bâtiment et de l'élever à deux mètres au-dessus de la souche de cheminée dans laquelle il est compris, afin que dans aucun cas, l'odeur de la fosse ne se répande dans les appartemens. Si on se contentait de conduire l'air de la fosse dans une cheminée de la maison et de l'y laisser se confondre avec la fumée, cet air puant suivrait la direction de la fumée et rentrerait avec elle dans les appartemens toutes les fois que les rafales de vent, le mauvais tirage de la cheminée ou d'autres causes feraient fumer cette cheminée : il faut éviter avec soin ce vice de construction.

tion du soleil sur la couverture de cette cheminée contribue encore à produire le même effet.

La *fig.* 6 représente la coupe d'une souche
de cheminée disposée comme nous venons de
le dire ; on y voit, en B , la cheminée d'appel
placée entre deux cheminées de cuisine ou d'ap-
partement A et C. La *fig.* 7 est une élévation
de cette même souche de cheminée prise au-
dessus du toit : on y voit en B la tête de la cheminée d'appel qui s'élève à deux mètres au-dessus des cheminées A et C, *fig.* 6 et 7.

La partie supérieure de la cheminée d'appel
peut être garnie , soit d'un chapeau en tôle
comme on le voit aux *fig.* 3 , 7 et 8 , soit d'une
gueule-de-loup , *fig.* 9 ; soit d'une bascule tur-
que , *fig.* 10 ; soit enfin d'une roue de tourne-
broche à fumée , *fig.* 11. Dans ce dernier cas,
cette roue à ailes inclinées doit être construite
de manière à conserver à la cheminée les dimensions convenables et doit être placée dans
la partie de la cheminée où l'air se trouve le
plus échauffé. Nous citons l'emploi de ce moyen
sans le conseiller et nous pensons que le chapeau
de tôle , *fig.* 8 , doit être préféré à tout , parce
qu'il réunit l'avantage de coûter peu cher ,
d'empêcher la pluie de pénétrer dans le tuyau
d'appel, de s'opposer à l'action des vents sur la
colonne d'air qui doit sortir continuellement
par le haut de ce tuyau , et même de contribuer

au tirage de la cheminée qu'il recouvre, ce qui arrive toutes les fois qu'il est échauffé par les rayons du soleil, comme nous l'avons déjà fait remarquer.

Si cependant ce système de construction ne suffisait pas, il faudrait alors échauffer l'air de la cheminée d'appel BD comme on le voit à la *fig.* 3, soit en y introduisant la fumée d'un poêle ou d'un fourneau d'appel R, soit en allumant dans l'intérieur de cette cheminée un quinquet représenté en S, *fig.* 3 et 12, une lampe ou lampion ordinaire, *fig.* 13, ou un jet de gaz hydrogène, *fig.* 14 (1). Dans ces derniers cas on doit garnir le devant de la cheminée d'un châssis vitré qui puisse permettre de tirer parti de la lumière pour éclairer le cabinet où se trouve cette partie de la cheminée d'appel, on voit cette disposition en S, *fig.* 3, 12, 13 *et* 14. Dans quelques cas particuliers, où l'on pourra disposer d'un jet de vapeur d'eau, et où l'eau condensée dans le tuyau ne gênera pas, onpourra y établir l'appel convenable en y introduisant un jet de vapeur comme on le voit en T, *fig.* 15.

Dans tous les cas, le but est d'établir dans la

----

(1) M. *Péligot* a appliqué ce moyen pour désinfecter les latrines de l'hôpital Saint-Louis, dont l'éclairage se fait, depuis cinq ans, au moyen du gaz hydrogène.

cheminée d'appel un courant d'air ascensionnel assez fort pour que l'air de la fosse ne monte
jamais dans le cabinet, et pour que ce soit
toujours au contraire l'air du cabinet qui des-
cende dans la fosse. On ne doit point oublier que
ce courant serait gênant et dangereux en hyver
surtout s'il était trop fort, et que l'on doit éviter
cet inconvénient en le réglant au moyen de la
soupape de la clef ou de la tirette qui doit être
placée à la cheminée d'appel.

Nous terminerons en faisant observer qu'en
appliquant convenablement ce système de construction, on rend non-seulement les latrines
complétement inodores, mais que l'on contribue encore à l'assainissement des appartemens
où elles se trouvent placées; avantages qui doivent décider les architectes à faire usage de ces
moyens dans l'exécution des travaux qui leur
sont confiés (1).

Approuvé par nous, Préfet de Police;

Signé; G. DELAVAU.

---

(1) Les propriétaires peuvent s'adresser, pour les constructions, à M. *Malary*, rue de la Pépinière, au coin
de l'avenue de l'Abattoir, et à M. *Dubois*, rue Roche-
chouard, architectes autorisés par M. le Préfet de police
pour la construction des appareils salubres ordonnés par
la préfecture.